AF358176

SOCIÉTÉ NATIONALE ET CENTRALE

DE

MÉDECINE VÉTÉRINAIRE.

DE LA PENTADACTYLIE CHEZ LES ANIMAUX DOMESTIQUES.

—

LECTURE

FAITE A LA SOCIÉTÉ, DANS SA SÉANCE DU 9 DÉCEMBRE 1852,

Par M. Arm. Goubaux,

Membre titulaire.

MESSIEURS.

Je viens encore vous prier de m'accorder la parole pour vous entretenir d'un sujet un peu en dehors de ceux dont la Société s'occupe ordinairement. Permettez-moi d'abord de vous rappeler sommairement quelques détails qui se rapportent à la question principale que je désire traiter devant vous.

1° Dans la séance du 26 juillet 1849, j'ai montré à la Société nationale et centrale de médecine vétérinaire que les péronés du canon ou les métacarpiens et les métatarsiens rudimentaires du cheval se développent par deux noyaux d'ossification, contrairement à ce qu'on trouve écrit dans les ouvrages d'anatomie vétérinaire, et je vous ai fait remarquer la forme du noyau épiphysaire inférieur (il ressemble, en petit, à la troisième phalange).

Cette communication avait pour but de prouver d'une manière évidente que les péronés du canon ou les métacarpiens et les métatarsiens rudimentaires sont des doigts avortés dans lesquels on ne retrouve que les os extrêmes (le métacarpien et la troisième phalange), tandis que les os intermédiaires avortent normalement dans la couche cartilagineuse qui unit ou sépare les deux noyaux dont se compose le péroné.

Le fait du développement est consigné seul dans le *Bulletin de la Société*, tandis que les détails importants, suivant moi, y manquent. C'est pour cette raison que, dans un *Mémoire sur les variétés anatomiques des os, des muscles, des ligaments, etc., chez les animaux domestiques* (lecture faite à la Société de biologie dans la séance du 25 juillet 1852), j'ai dû reprendre cette question en l'appuyant sur de nouvelles preuves.

2° Dans la séance du 8 janvier 1852, j'ai montré à la Société de biologie un os situé à la face postérieure du troisième os de la rangée inférieure du carpe, et un os situé à l'extrémité supérieure et postérieure du grand métatarsien interne chez le porc. Ces os avaient été signalés par **Cuvier**, mais ils n'avaient pas encore été décrits en anatomie vétérinaire. J'ai interprété l'existence constante de ces os ; je les ai considérés comme des doigts avortés, et j'en ai donné la preuve en montrant un pied antérieur de porc pourvu de cinq doigts et qui présente à peu près les mêmes dispositions que la main, lorsque les doigts sont écartés les uns des autres. Je montre ce pied dans mes leçons depuis 1846.

3° Dans mes cours, j'ai montré à l'École d'Alfort, depuis 1849, un petit os qu'il n'est pas très-commun de rencontrer à la face postérieure du troisième os de la rangée inférieure du carpe chez le cheval.

Girard et Rigot ont indiqué, sans faire connaître leur situation exacte, un ou deux petits os sur le contour postérieur du carpe, et ils les ont considérés comme des sésamoïdes.

4° Enfin, je rappellerai que, dans mon rapport sur un travail adressé à la Société par M. A. Lavocat, j'ai dit : « La division des animaux domestiques en monodactyles, didactyles, tétradactyles réguliers et tétradactyles irréguliers, est vicieuse, mauvaise, et insuffisante pour l'étude de l'anatomie. (Séance du 14 août 1852.)

En rapportant les faits qui précèdent, j'ai voulu prouver à la Société que, depuis longtemps déjà, je poursuivais une idée sur laquelle j'avais même pris l'engagement de faire un travail spécial, ainsi que le constatent les procès-verbaux de la Société de biologie. (Séance du 25 juillet 1852.)

Voici maintenant, Messieurs, l'exposé de la question que je me propose de traiter aujourd'hui ; j'en emprunte le texte à un travail de MM. Joly et A. Lavocat, qui a pour titre : *Etudes d'anatomie philosophique sur la main et le pied de l'homme et sur les extrémités des mammifères, ramenées au type pentadactyle* (1).

« *Prouver par l'analogie, le raisonnement et l'observation di-* « *recte, que, malgré les formes si variées que prennent la main et* « *le pied, considérés dans l'ensemble, des mammifères, malgré les* « *usages si divers auxquels ils sont affectés, ces deux extrémités* « *sont néanmoins construites sur un même plan et peuvent être ra-* « *menées au même type :* LA PENTADACTYLIE. »

Je n'ai pas l'intention, Messieurs, de suivre les auteurs sur tous les détails dans lesquels ils entrent, mais je veux examiner surtout le fondement de ce travail.

MM. Joly et A. Lavocat admettent, en principe, qu'il existe *dix os carpiens et dix os tarsiens,* et que ces os sont « dans un rapport « numérique exact avec ceux du métacarpe et du métatarse, et, « par conséquent, aussi avec les doigts, dont ils font réellement « partie. Ces mêmes os sont plus constants que tous ceux qui en- « trent dans la composition de la main et du pied, mais souvent « ils se soudent entre eux, d'après des combinaisons très diverses, « et ces soudures masquent (*ruminants, solipèdes*), sans le détruire, « le type quinaire parfois aussi très-évident (taupe, cochon d'Inde, « agouti, échidné, ornithorhynque, etc.). »

Je passe beaucoup de considérations relatives à l'anatomie comparée, pour arriver à celles qui ont trait à l'anatomie vétérinaire dont je veux seulement m'occuper.

« Quant aux solipèdes, si improprement nommés monodactyles, « disent MM. Joly et A. Lavocat, en nous basant sur des considé- « tions empruntées à la tératologie, à l'anatomie comparée et à la « paléontologie, nous croyons avoir démontré que :

(1) Voy. l'extrait, par les auteurs, dans les *Comptes rendus hebdomadaires des séances de l'Académie des sciences,* n° 12 (20 septembre 1852), p. 388.

« 1° Leur grand doigt, généralement regardé comme unique, est
« double en réalité, et représente les deux grands doigts (médius et
« annulaire) du porc et des ruminants ; 2° l'auriculaire et l'index
« sont évidemment représentés par les stylets métacarpiens ; 3° le
« pouce, celui de tous les doigts qui, chez les mammifères mar-
« cheurs, se modifie le plus, en raison de son peu d'importance
« fonctionnelle, le pouce est indiqué, chez le cheval, par cette ex-
« croissance cornée à laquelle les vétérinaires ont donné le nom de
« *châtaigne*, et que l'on voit à la face interne des membres thora-
« ciques et des membres pelviens, dans la région carpienne et tar-
« sienne.

« La paléontologie vient à l'appui de ces conclusions, et les con-
« firme de la manière la plus heureuse et la plus éclatante.

« En effet, d'après le Dr Kaup, chez les *hippotherium* ou che-
« vaux de l'ancien monde, indépendamment du doigt principal,
« unique pour l'auteur allemand, équivalent, selon nous, au
« deuxième (annulaire) et au troisième (médius) doigts de l'homme
« ou des ruminants, il y avait deux doigts latéraux pourvus de pha-
« langes, plus un prolongement styloïde que le Dr Kaup regarde
« comme un quatrième doigt rudimentaire, et qui, suivant nous,
« est incontestablement le cinquième. Sous ce rapport, les chevaux
« se rapprochent des *palæotherium*, et surtout du *palæotherium*
« *hippoïdes* découvert à Sansan par M. E. Lartet. (Voy. sa *Notice*
« *sur la colline de Sansan*, p. 30.) »

MM. Joly et A. Lavocat terminent l'extrait de leur travail par ce
qui suit :

« . . . . Les os du carpe sont en quelque sorte
« la base fondamentale de la main, comme ceux du tarse sont la
« base fondamentale du pied. Ils ont chacun, et surtout ceux des
« rangées métacarpienne et métatarsienne, une valeur et une signi-
« fication qui traduisent assez fidèlement l'état souvent obscur des
« doigts. C'est donc l'examen comparatif des os du carpe et du
« tarse qui devait être plus particulièrement l'objet de nos recher-
« ches. Par ce moyen si simple, qui est la clef de notre méthode,
« nous sommes arrivés à des résultats que nous n'aurions certaine-
« ment pas obtenus si, comme nos devanciers, nous nous étions
« bornés à la région phalangienne, région tellement modifiable

« qu'elle donne à certains mammifères l'apparence de ne posséder
« essentiellement qu'un, deux, trois ou quatre doigts. De là sont
« venus les termes de monodactyles, didactyles, tétradactyles ré-
« guliers ou irréguliers ; toutes dénominations erronées en ce sens
« que, d'après des caractères superficiels et inexacts, elles établis-
« sent une profonde division entre des animaux qui, en réalité, et
« à ce même point de vue, se rapprochent et se groupent sous un
« même type : *la pentadactylie.*

« On sait combien la nomenclature des éléments osseux du carpe
« et du tarse est défectueuse, non-seulement en anatomie vétéri-
« naire, mais encore dans l'anatomie humaine et comparée. Obligés
« de signaler des os jusqu'à présent inaperçus chez l'homme, et
« désireux d'éviter les inconvénients que présentent les noms trop
« significatifs uniquement dérivés de la forme des objets qu'ils ex-
« priment, nous nous sommes résolus à proposer une nomenclature
« nouvelle que nous croyons être plus en harmonie que l'ancienne
« avec la vérité. On la trouvera dans les tableaux synonymiques et
« synoptiques ci-joints :

OS DU CARPE.

	Protocarpien.	Deutocarpien.	Tritocarpien.	Tétrocarpien.	Pemplocarpien.
1er rang.	Pisiforme. Orbiculaire. Hors de rang. Os crochu. Os sus-carpien des vétérinaires.	Pyramydal. Cunéiforme.	Semi-lunaire. Lunaire.	Scaphoïde. Naviculaire.	Sans nom. Ordinairement soudé au précédent.
2e rang.	Protocarpe. Sans nom. Ordinairement soudé au suivant.	Deutocarpe. Os crochu. Cunéiforme.	Tritocarpe. Grand os. Os capitalum (Sœmm.).	Tétrocarpe. Trapézoïde.	Pemptocarpe. Trapèze.
Doigts.	1er ou auriculaire.	2e ou annulaire.	3e ou médius.	4e ou index.	5e ou pouce.

OS DU TARSE.

	Prototarsien.	Deutotarsien.	Tritotarsien.	Tétrotarsien.	Pemptotarsien.
1er rang.	Sommet du calcanéum.	Partie antérieure du calcanéum.	Astragale.	Scaphoïde.	Sans nom. Ordinairement soudé au précédent.
2e rang.	Prototarse. Sans nom. Ordinairement soudé au suivant.	Deutotarse. Cuboïde.	Tritotarse. 3e ou moyen os cunéiforme de l'homme. 1er ou grand cunéiforme des quadrupèdes domestiques.	Tétrotarse. 2e ou petit os cunéiforme de l'homme. 2e ou moyen cunéiforme des quadrupèdes domestiques.	Pemptotarse. 1er ou grand os cunéiforme de l'homme. 3e cunéiforme, tantôt le petit, tantôt le moyen, chez les quadrupèdes domestiques.
Orteils.	1er.	2e.	3e.	4e.	5e.

Tel est, Messieurs, le travail que MM. Joly et A. Lavocat ont adressé à l'Académie des sciences. Je n'oserais pas me permettre de le discuter dans quelques-unes des parties dont il se compose, si, par le fait même de sa publication dans les bulletins de cette savante compagnie, il n'était pas seulement livré à l'appréciation d'une commission composée de MM. Isidore Geoffroy-Saint-Hilaire et Duvernoy, mais encore à celle de tous les hommes qui s'occupent de l'anatomie. La recherche de la vérité est le seul mobile qui m'a fait prendre la plume, et la discussion qui va suivre ne sera elle-même qu'une conséquence d'un débat qui a commencé il y a déjà longtemps.

« Dans ce débat, en effet (c'est M. Flourens qui parle (1), où la « discussion directe semblait ne porter que sur le nombre ou la po-« sition relative de quelques organes, la discussion réelle était celle « des deux philosophies qui se disputeront éternellement l'empire : « la philosophie des faits particuliers et la philosophie des idées gé-« nérales. Ce qui fait l'attrait de ces grands problèmes, c'est que l'es-« prit humain s'y croit toujours au moment de toucher à un terme « qui toujours recule. La lutte des deux philosophies n'avait pas « commencé avec Aristote et Platon, et elle n'a pas fini avec M. Cu-« vier et M. Geoffroy.

« Réduite même à elle seule, la question de la différence ou de « la ressemblance des êtres est une question sans limites. Plus on « étudie les animaux, plus on leur trouve de différences, mais plus « aussi on leur trouve de ressemblances. « Les animaux, disait « Aristote avec une profonde justesse, les animaux sont analogues, « c'est-à-dire semblables avec des diversités. »

« Quant aux adversaires, la discussion eut sur eux l'effet ordi-« naire de toutes les discussions. Chacun d'eux en sortit un peu « plus arrêté dans ses convictions.

« M. Geoffroy publia le résumé de ses opinions sous le titre de : « *Principes philosophiques de l'unité de composition*, et M. Cuvier « annonça qu'il allait publier le résumé des siennes sous le titre : « *De la variété de composition dans les animaux.* »

N'allez pas vous attendre, Messieurs, à ce que je me livre à une

____

(1) *Éloge historique d'Étienne Geoffroy-Saint-Hilaire*, p. 20.

discussion aussi élevée que celle qui divisa les deux hommes célèbres dont je viens d'évoquer le souvenir en reproduisant un passage du beau discours de M. Flourens; je ne m'en sens ni la force, ni le talent, et elle serait hors de propos pour le moment. MM. Joly et A. Lavocat ont voulu ramener tous les animaux à un même type: *la pentadactylie*; c'est là une application des *principes philosophiques de l'unité de composition* de M. Étienne Geoffroy-Saint-Hilaire, que je ne veux pas discuter; mais il n'en sera pas de même de cet autre qui admet l'existence de *dix os carpiens* et de *dix os tarsiens*, que je vais examiner tout d'abord.

1° Os DU CARPE. — Les os du carpe présentent, chez tous les animaux domestiques, des caractères généraux ou communs; chez tous, aussi, ils sont placés sur deux rangées: l'une supérieure ou radiale, et l'autre inférieure ou métacarpienne. *Leur nombre n'est pas le même chez tous les animaux domestiques.*

A. Dans le cheval, dans l'âne, dans le mulet et dans le bardeau, ils sont au nombre de sept: quatre pour la rangée supérieure et trois pour la rangée inférieure.

B. Dans le bœuf, le mouton et la chèvre, ils sont au nombre de six: quatre pour la rangée supérieure et deux pour la rangée inférieure.

C. Dans le cochon, ils sont au nombre de sept et présentent la même disposition que chez le cheval, quant à la répartition dans chacune des rangées.

D. Dans le chien, ils sont au nombre de sept: trois pour la rangée supérieure et quatre pour la rangée inférieure.

2° Os DU TARSE. — *Leur nombre n'est pas non plus le même chez tous les animaux domestiques.*

A. Dans le cheval, l'âne, le mulet et le bardeau, ils sont au nombre de sept. Je dis au nombre de sept et non pas de six, comme on l'a écrit jusqu'à présent dans les ouvrages d'anatomie vétérinaire, parce que l'os irrégulier interne ou le petit os cunéiforme (Rigot) se développe évidemment par deux os qui, assez souvent, restent distincts pendant toute la vie. Ce nombre est plus en rapport avec les observations de l'anatomie comparée vétérinaire, car chez presque tous les autres animaux nous retrouvons trois os cunéiformes.

La rangée supérieure est formée par le calcanéum et l'astragale. La rangée inférieure est formée par le cuboïde, le scaphoïde, le premier os cunéiforme ou le grand os cunéiforme, le deuxième os cunéiforme ou le petit os cunéiforme, et le troisième os cunéiforme ou le moyen os cunéiforme, qui est le plus interne.

B. Dans le bœuf, le mouton et la chèvre, les os tarsiens sont au nombre de six, disposés sur deux rangées : la supérieure est formée par le calcanéum et l'astragale, et l'inférieure par le cuboïde, le scaphoïde (ces deux os sont toujours soudés dans l'animal adulte, mais dans les jeunes sujets ils sont évidemment distincts) et les deux os cunéiformes, l'un grand et l'autre petit ou interne.

C. Dans le porc, les os tarsiens sont au nombre de sept : la rangée supérieure est formée par le calcanéum et par l'astragale, et la rangée inférieure est formée par cinq os qui sont : le cuboïde, le scaphoïde et les trois os cunéiformes.

D. Dans le chien, les os du tarse sont au nombre de sept : deux pour la rangée supérieure, le calcanéum et l'astragale, et cinq pour la rangée inférieure, le cuboïde, le scaphoïde et les trois os cunéiformes.

De l'exposé sommaire que je viens de présenter du nombre des os du carpe et du tarse chez les animaux domestiques, il résulte une différence bien tranchée avec celui que MM. Joly et A. Lavocat ont posé en principe.

A quoi tient cette différence ?

C'est ici que commence la discussion. Si elle avait lieu d'homme à homme, peut-être serais-je facilement repoussé par l'argumentation de la partie adverse ; mais ce n'est pas à une discussion théorique que je me propose de me livrer : je veux opposer des faits à une théorie qui ne me paraît pas exacte.

On dit depuis longtemps, et l'on ne saurait trop répéter que l'anatomie est une science de faits, qu'elle se démontre et qu'elle ne se discute pas. Il faut donc élever les théories à la hauteur des faits, et non, ce que certains hommes ont trop de tendance à faire toujours, faire fléchir les faits pour les mettre au niveau des théories. Ce n'est pas de cette dernière manière, je le répète, qu'on doit procéder dans les sciences exactes, et pour l'anatomie qui est de ce nombre, car alors les théories viendront toujours se briser contre les faits. On ne peut nier l'unité du plan du créateur dans la construction des mammifères, mais on ne peut nier aussi qu'il a assigné des caractères propres aux espèces. Ce sont ces caractères communs et ces caractères spécifiques qui ont fait dire à Aristote: *« Les animaux « sont analogues, c'est-à-dire semblables avec des diversités, »* et qui ont frappé depuis beaucoup de naturalistes et d'anatomistes.

Rien ne prouve le fondement du principe posé par MM. Joly et A. Lavocat, ni l'examen des os chez les animaux adultes, ni le mode de développement de ces os, ni le nombre des doigts, qui se trouverait, suivant ces deux auteurs, en rapport numérique exact avec les os de la rangée inférieure du carpe dans le membre antérieur, et du tarse dans le membre postérieur.

En effet, jamais, chez les animaux adultes, on ne trouve le nombre des os du carpe et du tarse plus élevé que celui que j'ai indiqué.

En effet, tous les os du carpe se développent par un seul noyau d'ossification ; à aucune époque de la vie fœtale je n'ai jamais vu deux noyaux dans la même couche cartilagineuse qui devait, sous l'influence du travail de l'ossification, devenir plus tard des os carpiens. Tous les os du tarse se développent aussi par un seul noyau d'ossification, à l'exception du calcanéum qui en porte un second à son sommet ou à son extrémité supérieure. J'ai dit précédemment que le petit os cunéiforme forme en réalité deux os, et que la pièce scaphoïdo-cuboïdienne des ruminants forme également deux os dont la soudure est normale quelque temps après la naissance.

Comment donc MM. Joly et A. Lavocat ont-ils pu dire, en principe, que les os du carpe et ceux du tarse sont au nombre de dix ?... Le principe n'a pas été plus tôt posé que les auteurs ont été obligés de créer des exceptions. Quand ils ne trouvent pas un os, en comparant toujours le carpe ou le tarse de l'homme à celui d'un animal, c'est que cet os est soudé à l'un ou à l'autre de ses voisins. Mais la preuve, où en est-elle ? Je la vois bien en théorie, mais où sont les faits sur lesquels elle s'est appuyée ?

Il est une observation à faire en particulier relativement aux os
du tarse; la voici :

MM. Joly et A. Lavocat ont appelé *prototarsien* le sommet du
calcanéum, et *deutotarsien* la partie antérieure du calcanéum (partie inférieure ou base chez les animaux); en d'autres termes, avec
un seul os ils en ont formé deux, sans doute en se basant sur le
mode de développement. Où conduirait donc une semblable méthode de procéder. Si l'on avait égard ainsi au mode de développement des os, il y aurait donc trois os dans le tibia, parce qu'il se développe par trois principaux noyaux d'ossification ; il y aurait donc
deux os dans la première phalange, parce qu'elle se développe par
deux noyaux d'ossification ?

Je n'ai fait qu'étendre à d'autres os ce qui a été appliqué au calcanéum par MM. Joly et A. Lavocat; on sera, sans doute, frappé de
la fausseté de ce principe. Certes, je n'en doute nullement, on arri-
vera un jour à faire l'anatomie au point de vue philosophique; mais
cherchons les faits d'abord, enregistrons-les, et ensuite nous établi-
rons solidement cette science nouvelle. C'est en allant trop vite que
Weber d'abord, puis Van Deen en Allemagne et M. de Martini en
Italie, ont fait de la vésicule mitoyenne un *uterus masculinus* ; c'est
en me basant sur un assez grand nombre de faits que j'ai considéré
cet organe comme l'analogue des canaux de Gaërtner de la femelle
(Société de biologie ; séance du 7 février 1852) ou comme le reste
des canaux des corps de Wolf, opinion que j'ai démontrée de nou-
veau être parfaitement fondée et vraie à la Société de biologie
(séance du 27 novembre 1852).

Je passe à une autre partie de la question.

Le nombre des doigts est-il en rapport numérique exact avec celui des os de la rangée inférieure du carpe et du tarse ?

Contrairement à l'opinion de MM. Joly et A. Lavocat, je réponds
à cette question par la négative. Je sais bien que ces deux auteurs
ne l'ont pas traitée au point de vue de l'anatomie descriptive, mais
bien à celui de l'anatomie philosophique; aussi est-ce sous ce dernier rapport que je vais motiver ma réponse.

Si l'on prend l'homme comme le type le plus perfectionné, nous
trouvons cinq doigts parfaits. En plaçant la main dans la pronation,
ainsi que l'a dit avec raison M. Flourens, pour comparer les extrémi-

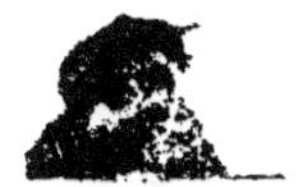

tés supérieures aux inférieures, et celles de l'homme à celles des animaux, ces cinq doigts sont, en procédant du côté interne vers le côté externe : 1° le *pouce ;* 2° l'*index ;* 3° le *médius ;* 4° l'*annulaire,* et 5° l'*auriculaire.*

A mesure que l'on s'éloigne du type le plus perfectionné, l'observation démontre la disparition d'un ou de deux doigts, d'abord le pouce, puis l'auriculaire ; en d'autres termes, ce sont les doigts extrêmes, en dehors et en dedans, qui disparaissent.

Dans le *chien,* nous observons une première modification ; le pouce ne peut plus s'opposer aux autres doigts ; d'autres fois il est tout à fait rudimentaire.

Dans le *cochon,* le pouce est rudimentaire, il n'est plus représenté que par un seul os qui est articulé par contiguité avec la face postérieure du troisième os (le plus interne) de la rangée inférieure du carpe. Dans quelques cas, le pouce reparaît avec un grand développement, ainsi qu'on peut le voir sur une pièce dont j'ai parlé précédemment et que j'ai l'honneur de montrer à la Société.

Dans le *bœuf,* on retrouverait cinq doigts, ainsi qu'il suit : *deux* sont soudés pour former le métacarpien principal, ainsi qu'on le voit en étudiant des os de fœtus, et ainsi que cela résulte des observations faites, dans le siècle dernier par Fougeroux et Covolo, et plus récemment par Etienne Geoffroy-Saint-Hilaire ; *deux* se trouvent à l'état rudimentaire dans les os des ergots, et le *cinquième* serait représenté par le péroné ou le métacarpien rudimentaire situé à l'extrémité supérieure et externe du métacarpien principal.

Cette comparaison me paraît juste ; mais je la présente cependant avec réserve : je ne veux pas insister sur elle davantage.

Dans la *chèvre* et dans le *mouton,* la comparaison ne serait pas aussi facile, attendu que jamais on ne rencontre d'os dans l'épaisseur des ergots, et qu'il existe souvent un ou deux péronés ou métacarpiens rudimentaires, l'un du côté externe et l'autre du côté interne, à la même place que cet os occupe dans le bœuf.

Qui ne sait, du reste, combien dans les ruminants la région du métacarpe présente de particularités ? Il suffit, pour en être convaincu, de jeter les yeux sur celle du cerf ou du chevreuil comparativement à celle du bœuf, du mouton ou de la chèvre.

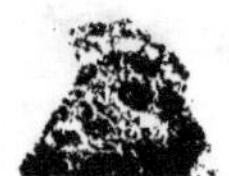

Le cheval peut être ramené au type pentadactyle ; ce n'est pas du tout par la théorie de MM. Joly et A. Lavocat, mais bien par les faits anatomiques eux-mêmes.

Je rappellerai d'abord comment ces auteurs ont procédé pour retrouver les cinq doigts ; j'exposerai les faits ensuite.

Suivant MM. Joly et A. Lavocat, le métacarpien principal est formé par deux moitiés latérales, comme dans les ruminants, et résulte, par conséquent, de la fusion de deux doigts, en sorte que le péroné ou métacarpien rudimentaire externe correspond à l'auriculaire, la moitié externe du métacarpien principal correspond à l'annulaire, la moitié interne du métacarpien principal correspond au medius, le péroné ou le métacarpien rudimentaire interne correspond à l'index ; enfin, la *châtaigne* qui, suivant MM. Joly et A. Lavocat, est *dans la région carpienne*, correspond au pouce.

D'abord, il n'est pas exact de dire que le métacarpien principal se développe par deux moitiés latérales ; les faits anatomiques prouvent le contraire : c'est un os simple, et non pas un os double comme celui du bœuf, du mouton et de la chèvre. Ensuite, la châtaigne n'est pas dans la région carpienne : elle est dans la région de l'avant-bras. On ne peut donc pas trouver dans la châtaigne le rudiment d'un doigt. Lafosse, dans un travail ayant pour titre : « *Mé-* « *moire sur l'usage de la châtaigne ou portion de corne qui se* « *trouve en dedans de l'avant-bras du cheval, près le genou, et en* « *dedans de la jambe de derrière au-dessous du jarret, et de l'ergot,* « *autre portion de corne, situé derrière le boulet, au centre du* « *fanon* » (lu le 6 pluviôse an IX, à l'Institut, et déposé au secrétariat), en faisait le lieu d'attache des muscles sous-cutanés. Cette opinion est également fausse. En effet, la châtaigne existe toujours aux membres antérieurs, mais elle ne présente pas les mêmes caractères chez le cheval, l'âne, le mulet et le bardeau ; et elle n'existe dans les membres postérieurs, à la face interne du jarret, que chez le cheval et le bardeau ; elle n'existe pas, au contraire, chez l'âne et le mulet. Pour ces différentes raisons, la châtaigne ne peut pas être considérée comme le rudiment du pouce.

Maintenant, observons les faits.

J'ai l'honneur de montrer à la Société trois pièces sur lesquelles je vais appuyer ma démonstration.

Sur la première (N° 1ᵉʳ), on voit un petit os pisiforme articulé par contiguité avec le contour postérieur du troisième os de la rangée inférieure du carpe. Il y a longtemps que j'ai rencontré cet os pour la première fois ; j'en ai actuellement encore cinq exemples dans le cheval et un exemple dans l'âne. Toutes les fois qu'il existe, le troisième os de la rangée inférieure du carpe présente une petite facette articulaire diarthrodiale spéciale sur son contour postérieur.

J'étais depuis longtemps à la recherche d'un autre os sur le contour postérieur de la rangée inférieure du carpe, et, dans ma leçon du 27 octobre dernier, je disais que je ne l'avais pas encore vu, mais que je devrais le rencontrer à la face postérieure du premier os de la rangée inférieure. Sur ce renseignement, quelques élèves firent des recherches sur les chevaux de dissection, et, quelque temps après, j'ai montré dans ma leçon du 28 novembre . 1° sur le membre antérieur gauche d'un cheval, un petit os situé à la face postérieure du premier os de la rangée inférieure du carpe (N° II), et 2° sur le membre antérieur droit du même cheval un os du côté externe et un os du côté interne, chacun à la place que j'ai indiquée plus haut (N° III).

J'ai laissé ces os à leur place sur cette dernière pièce, en disséquant les ligaments qui les y maintiennent.

Il n'est pas douteux que ces os représentent des doigts : leur position, leur comparaison avec le pouce rudimentaire du cochon, tout, en un mot, concourt à le prouver.

Or, comme il est assez rare de rencontrer le petit os situé du côté interne, et bien plus rare encore de rencontrer celui du côté externe, ce n'est donc que dans des cas tout à fait exceptionnels que le cheval et l'âne peuvent être ramenés au type pentadactyle, et ce sont ces deux animaux, parmi les domestiques, qui s'en éloignent peut-être le plus. Ce n'est que par une sorte d'oscillation qu'ils tendent à revenir au type le plus perfectionné.

Il n'est pas sans intérêt d'ajouter encore, pour justifier ma manière de voir qui repose seulement sur les faits, que les os du carpe présentent absolument la même forme lorsque les os existent ou lorsqu'ils n'existent pas, et qu'ils sont toujours articulés par contiguité les uns avec les autres. On ne peut donc pas admettre qu'ils soient des noyaux détachés des os qui les supportent.

Résumé.

1° Je n'ai pas voulu discuter la question de savoir si tous les animaux peuvent être ramenés au type pentadactyle.

2° J'ai voulu prouver que *les os du carpe et ceux du tarse ne sont pas au nombre de dix* chez les animaux domestiques, ainsi que MM. Joly et A. Lavocat l'ont admis en principe.

3° J'ai voulu prouver que le nombre des doigts n'est pas en rapport numérique exact avec le nombre des os de la rangée inférieure du carpe ou du tarse.

4° Enfin, j'ai voulu prouver que la châtaigne ne peut pas être considérée comme le rudiment du pouce, que le métacarpien principal ne se développe pas par deux moitiés latérales chez le cheval comme chez le bœuf, et que des os qui existent accidentellement sur le contour postérieur de la rangée inférieure du carpe, sont véritablement les rudiments du premier et du cinquième doigts (de l'auriculaire et du pouce).

En terminant, je demande à la Société de décider qui s'est trompé, de MM. Joly et A. Lavocat qui ont fait fléchir les faits devant leur théorie, ou de moi qui n'ai interprété que les faits eux-mêmes?

Paris.— Typographie de E. et V. PENAUD frères, rue du Faub.-Montmartre, 10.